NOUVELLES
OBSERVATIONS

SUR LES EAUX THERMALES

DE

BAGNÈRES - DE - LUCHON;

PAR ARNAULD SOULÉRAT,

DOCTEUR EN MÉDECINE, CHEVALIER DE L'ORDRE ROYAL DE LA LÉGION D'HONNEUR, ANCIEN CHIRURGIEN EN CHEF DES HOPITAUX MILITAIRES, MÉDECIN DU BUREAU DE CHARITÉ DE *BAGNÈRES-DE-LUCHON*, etc.

Dulcis amor Patriæ!

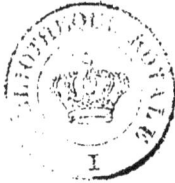

TOULOUSE,

DE L'IMPRIMERIE DE CAUNES, RUE DES BALANCES,

1817.

« LA chimie a démontré qu'il suffit que des filets
» d'eau passent par des veines de rochers ferrugineux,
» alumineux, pyriteux, etc., pour que la décomposition
» mutuelle de ces matières et de l'eau, communique à
» celle-ci, un haut degré de *chaleur*, et l'imprègne de
» gaz aériforme ; en sorte que le lieu où les sources
» ont le moins de *chaleur*, peut fort bien être le réservoir
» d'où elles partent. »

Mémoire sur les *eaux minérales*, et les établissemens
thermaux des Pyrénées, etc., par *Lomet*. Paris, an 3,
pag. 43.

INTRODUCTION.

Bₐɢɴèʀᴇs est une petite ville de la sous-préfecture (1) de Saint-Gaudens, dans la vallée de Luchon, entre la *Piqué* et l'*Eaune*, presque au confluent de ces deux rivières. Cette délicieuse vallée paraît commencer au-dessous du village de *Cier*; elle se termine à la tour de *Castel-Viel*, par le rapprochement de *Bagnères-de-Luchon* (2) et du village nommé *Saint-Mamet*.

Bagnères-de-Luchon est placée dans le sein des *Pyrénées* (3). Ces belles montagnes font, depuis des siècles, l'admiration des indigènes, des savans et des étrangers ; elles fournissent, par leurs produits, des objets intéressans dans les trois règnes de la nature. Le botaniste surtout, peut faire dans ses excursions, d'amples

---

(1) *Bagnères* faisait jadis partie du pays de Cominges.

(2) Ce surnom sert à distinguer cette ville de *Bagnères* de Bégorre.

(3) Voyez *Observations faites dans les Pyrénées*, par L. F. E. Ramond. Paris, Belin, 1789.

1 *

récoltes de plantes (1), depuis *Bagnères-de-Luchon* jusqu'aux lacs d'*Oo*.

Il trouvera, sur son passage, des plantes remarquables, telles que *Aconitum Napellus* (le Napel), *Arbustus uva ursi* (la Bousserole), *Saxifraga groenlandica*, *Aretia Androsaces*; les *Saxifraga aquatica* et *Pteris crispa*, croissent et fleurissent à travers les débris caillouteux et les eaux vives qui sourdent dans le bassin qui avoisine le second lac d'*Oo*. Une belle allée de platanes reçoit le voyageur au faubourg de *Barcugnas*, et le conduit à *Bagnères-de-Luchon*. Sa population peut être de quinze cents individus; des maisons, bâties dans le goût moderne, meublées avec élégance, offrent des logemens agréables et commodes aux étrangers qui viennent chercher, dans cette cité, du soulagement à leurs maux, ou l'entière guérison de leurs maladies. De belles allées de tilleuls se prolongent jusqu'à l'établissement (2) des bains d'eaux thermales; des courans d'eau pure et limpide parcourent les principales rues de *Bagnères*; ils entraînent les immondices et les

---

(1) Voyez *Histoire abrégée des plantes des Pyrénées*, par M. Picot de la Peyrouse. Toulouse, Bellegarrigue, 1813.

(2) Le bâtiment renferme cinquante baignoirés en marbre, placées dans des cabinets, où se trouvent les

bavures des cuisines. Ces ruisseaux, toujours coulans, maintiennent la salubrité de l'air ; ils contribuent aussi, par leur insensible évapora- tion, à tempérer les vives chaleurs qu'on ressent à *Bagnères*, pendant les mois de juillet et d'août. Indépendamment de la belle allée qui conduit aux bains, et qui sert de promenoir, il en existe une autre du côté de l'*Arboust*, c'est-à-dire, à l'ouest de la ville : cette promenade porte le nom d'*Allée des Zéphirs*. Une troisième encore aboutit au pont de *Montauban* (1). A l'aide de ses nombreuses plantations, *Bagnères* offre un séjour agréable par ses embellissemens, et par l'air vivifiant qu'on y respire.

La célébrité des eaux thermales de *Luchon* date d'une haute antiquité. Les Gaulois les fré- quentèrent ; il n'existe aucunes traces de leur passage ou de leur séjour dans cette vallée. Les Romains, plus grands, plus généreux, ayant

---

commodités les plus appropriées. Une belle salle sert à recevoir les étrangers jusqu'au moment de leur bain. On a ménagé devant l'édifice une terrasse, d'où partira une allée qui doit aboutir au pont de *Piqué*, et joindre celle dite de *Piqué*. Cette nouvelle allée servira de ceinture au plateau ; en longeant la rivière, elle fournira un point de vue agréable, et une promenade pour les voitures.

(1) Petit village situé sur la montagne, à la droite de la grande allée. Les curieux s'y rendent en foule, pour y admirer une jolie cascade.

souvent éprouvé des effets salutaires de ces
eaux minérales, en agirent différemment. Des
autels votifs et nombreux (1); trouvés lors des
fouilles, exécutées pour la découverte de cer-
taines sources, sont des preuves irréfragables
de leur reconnaissance, et des cures opérées
par les *eaux de Luchon*. La réputation de ces
eaux déchut par le laps du temps ; soit que les
monumens établis par les Romains, pour y
prendre des bains, eussent été écrasés, ensevelis
par des ravins de roches (2) ou par des avalan-
ches, ou peut-être même, par la difficulté de
s'y transporter, vu les mauvais chemins et les
dangers qu'offraient alors leurs escarpemens.
Néanmoins, les indigènes, les montagnols des
bourgades voisines venaient, tous les ans,
chercher, dans la *Piscine de Bagnères*, le
soulagement aux maladies, que la variation
dans la température de l'air procure trop souvent à cette classe d'hommes consacrés à la cul-
ture-pénible des champs, ou à la garde vigilante
des troupeaux.

Les nombreuses cures qu'opéraient les *eaux*
de *Bagnères-de-Luchon*, se multipliaient. La

(1) Voyez *Opuscules chimiques de* Pierre Bayen, tom.
1, pag. 8.

(2) Ouvrage cité, tom. 1, pag. 27.

tradition était, alors, le seul moyen de propager la connaissance de leurs salutaires effets. Enfin, le récit des guérisons merveilleuses , opérées par l'emploi des *eaux de Luchon* , parvint jusqu'aux oreilles de M. *Megret d'Etigny* , intendant (1) des généralités d'*Auch* et de *Béarn*. Ce digne magistrat joignait aux talens d'un administrateur habile , les vertus d'un philantrope. Il sentit aisément de quelle importance seraient pour l'humanité les *eaux thermales de Bagnères-de-Luchon* ; par ses ordres , les sources furent recurées ; un chemin (2) fut tracé et

---

(1) Les Auscitains , reconnaissans des nombreux services que cet intendant éclairé rendit à leur pays , pendant son administration , lui ont voté une statue pédestre. M. *Vigan* , professeur à l'école des Arts , de Toulouse , l'a sculptée en marbre. Cette statue est encaissée et déposée dans l'église *Sainte-Marie* , à Auch , où elle attend le moment d'être érigée sur la promenade publique (Cours d'*Etigny*) de cette capitale de l'ancien Armagnac , sur le Gers. (Voyez *Pièces relatives aux honneurs rendus* , le premier vendémiaire an 12 , dans la ville d'Auch , *à la mémoire d'*ANTOINE MEGRET D'ETIGNY , *intendant des généralités d'Auch et de Pau*. — In-4.º

(2) « Il faut avoir voyagé anciennement dans ce pays, » dit *Bayen* , pour sentir toute l'importance du service » qu'il (M. *d'Etigny*) a rendu, par là (en pratiquant » ce chemin) à l'humanité , et se pénétrer de toute la » reconnaissance qu'il mérite. (*Opuscules chimiques de* » Pierre Bayen , tom. 1 , pag. 2.)

exécuté , depuis *Cier* jusqu'à *Bagnères-de-Lu-chon*. Une belle route fut établie depuis *Mont-rejeau* jusqu'à *Luchon*. Par ces belles et promptes opérations, les voyageurs , les infirmes, les malades purent se transporter , sans danger , à ces eaux minérales. *Montrejeau* peut fournir facilement , et avec exactitude, les comestibles dont avait besoin notre ville , à laquelle accourut un grand nombre d'étrangers.

M. *d'Etigny* prévint M. le maréchal de *Richelieu* des bons effets des eaux thermales de *Bagnères-de-Luchon* , et des opérations qu'il avait fait exécuter , pour que leur accès fût plus facile aux voyageurs. Ce gouverneur de la haute et basse Guienne en conçut les plus flatteuses espérances. Ce seigneur vint lui-même à *Luchon* vers la fin d'octobre 1762. L'inspection des marbres et des inscriptions latines qu'on voyait en grand nombre auprès des sources merveilleuses de cette ville , jointe à la connaissance que M. de *Richelieu* prit des guérisons opérées par leur emploi, le déterminèrent à faire publier , avec l'approbation de M. le premier médecin (1) du Roi , le Mémoire rédigé par le sieur *Campardon*. Ce chirurgien avait été nommé, en 1761 , par l'entremise de M. *d'Eti-*

_____

(1) Vraisemblablement M. *Senac*, archiatre de Louis XV.

gny, chirurgien major des eaux et de l'hôpital de *Bagnères-de-Luchon*. Ce Mémoire (1) avait été remis, par *Campardon*, à cet intendant des généralités d'*Auch* et de *Béarn*. Les médecins et le public durent apprendre, avec une vive satisfaction, les heureux effets des eaux minérales de *Bagnères-de-Luchon*, contre des maladies cruelles qui avaient, jusqu'à leur emploi, résisté aux médicamens simples ou composés. Quelle espérance pour tant d'hommes perclus, et quelle joie pour eux d'entrevoir leur guérison prochaine !

Le gouvernement chargea MM. *Richard* et *Bayen* de se transporter à *Bagnères-de-Luchon*, pour y procéder à l'analyse des *eaux thermales* de cette ville. Ce travail fut fait en 1766 (2) ; le Mémoire qui le renferme (3), remarquable

_____

(1) Voyez *Journal de médecine*, année 1763, cahiers de juin, juillet, août, septembre, octobre et novembre.

(2) Voyez *Opuscules chimiques* de Pierre Bayen. Paris, *Dugour* et *Durand*, an 6.

(3) « L'analyse des eaux de *Bagnères-de-Luchon*, dit
» *Parmentier*, est l'ouvrage le plus complet qu'on puisse
» citer en ce genre. Le philosophe, le naturaliste, le
» chimiste y puiseront de nouvelles lumières ; les anti-
» quaires eux-mêmes y trouveront des monumens pour
» l'histoire. »
Eloge de *Pierre Bayen*, lu le 22 floréal de l'an 6, dans la séance publique de la société de médecine de Paris.

par sa précision, ne permet ñi extrait, ni analyse. On peut le lire dans le tome 2 du *Recueil
des Observations des hôpitaux militaires*, pu-
bliées par le docteur *Richard.*

La chimie vint donc, par ses résultats, ajouter un degré de certitude de plus aux cures
nombreuses opéréés par l'usage des *eaux thermales* de *Bagnères-de-Luchon.* Depuis cette
époque, leur célébrité n'a fait que s'accroître :
tant la nature est admirable, et ses bienfaits
inépuisables !

Campardon, chirurgien éclairé et bon ob-
servateur, administra, pendant trente ans, les
eaux de *Luchon.* Il en fut, nous osons le dire,
le restaurateur et l'*encomiaste.*

Carrère, professeur de médécine à Perpi-
gnan, s'étant rendu à *Bagnères-de-Luchon*,
pour y donner des soins au fils de M. *de Mailli*
lors ministre de la guerre, s'occupa de l'analyse
des *eaux thermales* de cette ville. Ce médecin
ne négligea rien pour se convaincre de leur
efficacité.

Raulin, *Théophile Bordeu*, malgré sa pré-
vention pour les eaux de *Barèges*, ont fait,
dans leurs ouvrages (1), l'éloge des eaux de
Luchon.

_____

(1) *Théoph. de Bordeu*, d. m. m. *Utrum Aquitaniæ
minerales aquæ morbis chronicis?* *Parisiis*, 1754. Cette

Le docteur *Lagrésie* publia, chez *Lalane*, à Toulouse (*sans date*, peut-être en 1794): *Observations sur la nature, l'usage, les effets des eaux thermales de Bagnères-de-Luchon* (1).

Certainement bien des médecins des villes du Midi, et particulièrement de Toulouse, sont venus, nous le savons, visiter nos eaux, y accompagner des malades, y diriger leurs traitemens. Mais ces hommes estimables se sont contentés d'avoir obtenu des succès, et n'ont point publié les résultats de leurs cures, ni ceux de leurs observations.

Malgré ces données nombreuses et suffisantes pour faire bien apprécier les *eaux thermales de Luchon*, et leurs effets merveilleux, je viens, à mon tour, publier, avec franchise, une série d'observations relatives aux propriétés de ces eaux. Je présente aussi quelques aperçus nouveaux; c'est peu de chose, j'en conviens; mais si mes confrères daignent les recevoir comme le *denier de la veuve*; si le public y reconnaît l'expression de mes sentimens envers l'humanité souffrante, il me sera doux d'avoir fait mon offrande.

excellente dissertation se trouve dans le *Thesaurus academicus medicorum*, publié par *J. L. Victor Broussonct*, professeur de la Faculté de Montpellier, en 1802, page 113.

(1) 1 vol. in-12.

L'amour des voyages, le désir de s'instruire, si naturels dans le jeune âge, m'engagèrent à parcourir une partie de l'Europe, pour acquérir des connaissances positives en *iatrique*. J'ai écouté les leçons des professeurs célèbres des Facultés de France, d'Espagne et d'Italie ; j'ai, pendant longues années, suivi la clinique de certains médecins dans les hôpitaux ; j'ai moi-même travaillé à cicatriser les blessures et les plaies de nos braves frères d'armes; j'ai servi dans nos hôpitaux militaires, comme aide et comme chef de différens services. Enfin, après une absence de vingt-six ans, je rentre, grâces au Ciel, dans ma chère patrie, plein de santé et de bonnes intentions. J'apporte à mes chers compatriotes les fruits de mes études et des observations, par moi recueillies dans les hôpitaux militaires. Heureux, si mes services peuvent leur être utiles et agréables !

La paix de l'Europe, le licenciement indispensable d'un grand nombre d'officiers de santé, m'ont fait rentrer dans ma chère patrie, *Bagnères-de-Luchon*. J'ai dû, d'après le précepte d'*Hippocrate*, m'occuper de la topographie de mon pays, connaître les genres d'alimens dont se nourrissent ses habitans, observer les maladies qui attaquent les deux sexes, à *Bagnères* et dans les environs. Ces documens m'étaient nécessaires pour être plus à même de leur administrer les secours de la thérapeutique, à l'aide desquels ils pussent guérir de leurs maux, et conserver leur santé. Mais à peine eus-je passé vingt mois parmi eux, que je me suis aperçu, que non-seulement je devais m'occuper à soigner les infirmités de mes compatriotes, mais de plus, celles des habitans des villages voisins et des nombreux étrangers, qui viennent chercher, dans la *Piscine de Bagnères*, le soulagement ou la guérison de leurs maladies.

Je me bornerai, maintenant, à parler des moyens propres à activer les effets de nos eaux minérales dans le traitement des maladies herpétiques. Je présenterai quelques réflexions sur l'utilité d'un nouveau procédé, pour pouvoir prendre, *sans danger*, dans notre étuve, des bains de vapeurs naturels, propres à guérir différentes affections cutanées. Ils auront le double avantage des bains de vapeurs artificiels décrits par le docteur *Galés* (1), sans présenter les dangers auxquels les malades sont exposés par le gaz acide sulphurique, dégagé par la combustion des fleurs de soufre, employées

---

(1) *Mémoire et rapports sur les* fumigations sulfureuses *appliquées au traitement des affections cutanées*, *et de plusieurs autres maladies.* Par *J. C. Galés*, d. m. Paris, 1816, 1 vol. in-8.°

dans les bains artificiels , et dont ne parle point le docteur *Galés*.

J'ai , depuis mon retour à *Luchon* , trouvé l'occasion de soigner bien des malades , et d'obtenir leur guérison. Pour ne pas fatiguer le lecteur , je ne rapporterai qu'un petit nombre d'observations bien constatées. La plus grande partie des personnes qui se rendent à nos eaux , sont atteintes d'affections cutanées ; elles y trouvent le soulagement à leurs maux , et le plus souvent, leur entière guérison.

Nos eaux thermales opèrent aussi merveilleusement chez les malades affectés de *siphilis* invétérée , et qui a résisté aux traitemens méthodiques, bien ou mal appliqués.

OBSERVATIONS.

I. Pendant le mois de novembre 1815, je fus appellé pour donner mes soins à la femme P**, habitant Bagnères-de-Luchon ; cette femme, âgée de 30 ans, d'un tempérament lymphatico-sanguin, mariée depuis environ dix ans ; elle avait dans son enfance une affection psorique, qui fut assez mal traitée, d'après le rapport que m'en fit son père. Cette femme fut atteinte, cinq mois avant sa quatrième couche, d'une maladie dont les principaux symptômes, tels que je le décris, se manifestaient sur la peau : tubercules avec des gerçures profondes ; elles avaient commencé par les genoux, les cuisses, les bras et les mains ; toute la périphérie de la peau en était couverte, excepté la face et la plante des pieds ; ces crévasses étaient boursoufflées ; des squammes épidermoydes tombaient souvent ; la peau était dans certains endroits très-seche, rugeuse et présentant l'aspect de la peau d'éléphant ; une matière sanieuse, de mauvaise odeur, suintait de ces tubercules, principalement aux membres abdominaux ; d'autres phénomènes ac-

compagnaient ceux-ci, tels que fièvre, respiration de mauvaise odeur, urine jumenteuse,
pouls petit; prurrit insupportable, insomnie
et mélancolie profonde. Cette femme allaita
son enfant, chez lequel aucun des symptômes
morbifiques ne se manifesta ; seulement il était
pâle et languissant. La nourriture de cette
femme consistait principalement en légumes,
pain et eau.

Les médicamens que je lui administrai furent
deux légers minoratifs : la tisane de racine
de *patience* et de *tiges* de *douce-amère*, était
sa boisson ; un verre de lait sulfuré, chaque
matin, pendant quinze jours ; l'usage des bains
de nos *sources thermales*, ainsi que l'eau de
la source de la *Reine*, en boisson ; nous joi-
gnîmes à ces moyens les frictions avec la disso-
lution du sulfure de potasse liquide, mélangée
avec l'*eau de la Grotte* (1) successivement,
sur tout le système cutané, jusqu'à terminaison
favorable de la maladie, qui céda après trois
mois de traitement.

Cette femme, que je vois presque tous les
jours, jouit, depuis cette époque, d'une bonne
santé.

---

(1) C'est le nom de l'une des sources des eaux thermales
de *Bagnères-de-Luchon*.

Ce

Ce traitement, commencé en *novembre*, me paraît prouver que l'on peut faire usage de nos *bains* en *hyver* (1) comme en été (avec les précautions que la prudence doit indiquer au médecin qui les ordonne.)

---

(1) Le docteur *Lagrésie* nous avait déjà dévancé dans le conseil d'user de nos eaux pendant l'*hyver*. Voici ce que dit ce médecin estimable :

« Mais comme les paralysies générales ou partielles,
» invétérées ; les rhumatismes gouteux et chroniques,
» les maladies de la peau ulcérées, le vice dartreux
» assimilé au sang, y résistent souvent, j'invite les vic-
» times de ces maladies, qui ont plus à cœur leur
» *guérison*, que la réunion de la société et des plaisirs,
» au lieu de se rendre à Luchon, l'été, du temps de la
» foule des malades, à y arriver au commencement de
» l'automne, *pour y passer l'hyver* ; qu'ils se logent à
» portée des bains, qu'ils commencent par ceux de la
» *Reine*, ensuite par ceux de la *Grotte*, tempérés par
» son séjour dans les baignoires ; qu'ils joignent à cela
» un bon régime, l'emploi méthodique des remèdes
» secondaires, et je les garantis qu'ils en obtiendront
» plus de succès *dans un hyver*, qu'en s'y rendant six
» saisons d'été, consécutives. On m'opposera en vain le
» froid, le mauvais temps : outre que le vallon de
» *Bagnères*, et la situation des sources thermales, est
» mis à l'abri de ces intempéries par les montagnes qui
» les entourent ; il conste, d'après l'observation des habi-
» tans, que les automnes y sont très-agréables, et on
» ne peut pas plus tempérées. Du reste, il faut savoir
» faire des sacrifices pour le rétablissement de sa santé.

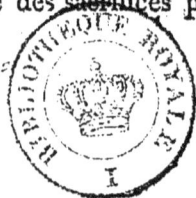

2

II. Un garçon charpentier, habitant de Luchon, âgé de 20 ans, d'un tempérament bilieux-sanguin, bien fait et d'une stature passable, vint me demander mes soins, pour une dartre furfuracée arrondie (*herpes furfuraceus circinatus*), qui affectait presque toute la périphérie du système dermoïde, à l'exception de la figure ; les plaques circulaires dont il était affecté se trouvaient en plus grande quantité aux extrémités thorachiques et abdominales, ainsi que sur le derrière des épaules ; l'exsudation qui sortait de ces plaques, excitait des démangeaisons insupportables à ce malade. Lui ayant demandé comment cette infirmité lui était venue, il ne sut me donner aucun éclaircissement.

Je l'examinai de très-près ; je crus apercevoir quelques boutons psoriques aux environs des poignets. Je n'hésitai point alors de le mettre à l'usage d'une tisane faite avec la racine de *patience* et des *tiges* de *douce-amère*; je lui conseillai d'aller prendre deux bains par

---

» Si je croyais qu'on peut encore balancer pour ce choix,
» et n'en avoir pas assez démontré l'avantage, je citerais
» plusieurs guérisons opérées l'*hyver* passé, chez des
» malades qui se sont baignés depuis le commencement
» de décembre jusqu'à la fin d'avril, *avec un succès bien*
» *marqué.* » Ouvrage cité, page 115.

jour à nos eaux sulfureuses. Je le fis frotter, deux fois par jour, avec l'onguent antipsorique du *formulaire* des hôpitaux militaires ; il continua ce traitement pendant quinze jours ; voyant que ce traitement ne faisait disparaître que les boutons de gale, je lui fis ajouter aux bains minéraux dont il faisait usage, du sulfure de potasse liquide. Quinze jours après ces bains, les plaques disparurent; les démangeaisons diminuèrent ; il ne restait qu'une rougeur brunâtre à l'endroit qu'avaient occuppé les exanthèmes. Je lui prescrivis une médecine ordinaire : après deux mois de ce traitement, le malade s'est trouvé parfaitement guéri. Le régime que le malade suivait, n'était pas choisi ; il mangeait plus de viande salée que de viande fraiche. Je suis à même de voir le malade presque tous les jours ; sa peau est pure et nette ; il jouit d'une bonne santé.

III. Une fille, âgée de vingt-deux ans, d'un tempérament sanguin, robuste, habitant la même ville, se présenta chez moi, après avoir été traitée par un officier de santé, pour une affection dartreuse, qui, occupant le menton, s'étendait jusqu'au commissures des lèvres; cette dartre était de la nature des crustacées ; sa croûte était comme le suc gommeux qui découle du cérisier des Pyrénées. Cette dartre lui occa-

2 *

sionnait un prurit insupportable. Après lui
avoir fait appliquer une pommade, qui lui fit
tomber les croûtes, je lui prescrivis, en boisson,
un mélange de sulfure de potasse liquide avec
l'eau de la *Grotte*. Trois semaines après ce
traitement, sans aucune autre préparation, la
malade se trouva parfaitement guérie. Je la vois
journellement : son menton est dans l'état
naturel.

IV. Un homme, âgé de vingt-six ans, d'un
tempérament bilieux, des environs de *Bagnères-
de-Luchon*, vint me consulter pour une dartre
pustuleuse (*herpes pustulosus*), qui occupait
les bourses, le membre viril et le dessus des os
pubis. Il me présenta sa femme, âgée de dix-
huit ans, d'un tempérament sanguin, chez
laquelle la même maladie occupait le vagin,
la commissure des grandes lèvres et la région
du pubis. Cet homme voulut que je visitasse
sa femme, dans la ferme croyance où il était,
qu'elle lui avait donné la vérole, et que d'après
ma confirmation, il l'abandonnerait. Après
avoir questionné la malade, sur le commencement de sa maladie, elle m'avoua, et je le crois
franchement, qu'elle ne savait point comment
cette affection lui était venue; mais comme
j'avais donné mes soins à sa mère pour une maladie de ce genre, qui lui occupait la mamelle

droite ; je lui demandai si elle n'avait point
touché sa mère. J'ai couché, me répondit-elle,
une ou deux fois avec elle. Quoiqu'au premier
abord que j'eus visité les dénommés ci-dessus,
je crusse que c'était un vice siphilitique, il
ne me fut pas difficile de me convaincre, et
de convaincre les nouveaux mariés, que la
maladie que sa femme lui avait communiqué,
était plutôt la suite de l'imprudence que sa
femme avait commis en couchant avec sa mère,
qu'un effet du libertinage, dont il osait accuser
son épouse. Alors je lui citai, que ce n'était
pas la première à qui ce malheur était arrivé.
Le docteur *Alibert*, page 267, dit :

« L'expérience me démontre aussi tous les
» jours que la dartre pustuleuse peut atteindre
» les organes de la génération dans les deux
» sexes, et alors les observateurs superficiels
» l'attribuent quelquefois, sans aucune sorte
» de fondement, à une infection siphilitique. »
Je suis entré dans un si long détail, pour prouver combien le médecin doit réfléchir avant
de prononcer.

J'engageai ces deux époux à venir faire
usage de nos bains sulfureux ; ce qu'ils firent
quinze jours après : ils prirent les bains de
l'eau de la *Grotte*, mêlés avec celle de la *Reine*
et de la froide; ils prirent, pendant douze jours,

deux bains par jour ; la tisane dont ils firent
usage, était composée avec les racines de *sapo-
naire* et de *patience* ; le matin ils buvaient
trois verres d'eau de la *Reine*, coupée avec
un peu de lait. Voyant qu'au seizième bain, les
pustules ne disparaissaient point, je fis ajouter,
à chacun de leurs bains, du sulfure de potasse
liquide. Dix bains pris ainsi, firent presque
dessécher toutes les pustules ; au quinzième,
les malades se trouvèrent tout-à-fait guéris, à
l'exception de quelques rougeurs qui résistè-
rent plus chez le mari que chez la femme,
pour lesquelles, je leur conseillai de continuer
les bains minéraux simples. Je les ai vus depuis
quelque fois, ils m'ont dit qu'ils étaient parfaitement guéris : La santé a ramené la paix et
le bonheur dans leur ménage.

V. Un enfant, d'environ dix ans, d'un tempérament flegmatique, bien constitué d'ailleurs,
des environs de Castelnaut, vint réclamer mes
soins, pour une dartre crustacée flavescente,
(*herpes crustaceus flavescens*), placée sur
tout son cuir chevelu, et derrière ses épaules.
Au premier abord je pris cette affection pour
une teigne faveuse ; les croûtes de la tête avan-
caient vers chaque région temporale ; on eût
dit qu'il était affublé d'une perruque. Son
teint était plombé ; je lui conseillai de composer

ses bains avec l'eau de la *Grotte*, de la *Blanche*,
avec suffisante quantité de la froide, pour
tempérer les bains. Je dis à sa mère, qui le
conduirait au bain, de lui laver la tête avec
du savon dissous dans la même eau du bain.
La tête de cet infortuné ne contenait que quelques cheveux, d'une finesse extrême, ce qui
prouvait qu'ils ne recevaient pas leur nouriture
ordinaire. Il continua à prendre des bains et
à laver sa tête pendant quinze jours ; à cette
époque, je crus m'apperçevoir que ses croûtes
étaient assez ramolies, particulièrement celles
de derrière les épaules ; elles commençaient
même de se détacher, je lui fis alors mettre
du sulfure de potasse liquide dans le bain ;
j'engageai sa bonne mère d'emporter une bouteille d'eau de la *Grotte*, à laquelle je fis
ajouter du sulfure de potasse liquide ; je lui
conseillai d'en fomenter les endroits qui se
trouvaient occupés par les dartres : trente-six
bains, après dix-huit avec l'emploi du sulfure de potasse, tout le cuir chevelu et la
région dorsale, se trouvèrent libres ; il ne
restait que des taches d'un blanc-sale. Le malade continua à prendre des bains simples ; il
resta deux mois à *Luchon* : après la cessation
des bains avec le sulfure, je lui administrai un
purgatif, et conseillai à sa mère de lui faire

appliquer un vésicatoire au bras, et de l'y laisser pendant un certain temps , et dès son arrivée dans sa maison.

VI. Une fille , sortant de l'hôpital civil de Toulouse , où elle avait été , quoique aisée , croyant être mieux soignée d'une dartre crustacée (*herpes crustaceus*) , qui tenait un peu de la rongeante, d'un tempérament lymphatique , âgée d'environ vingt-huit ans , tachée de la petite vérole , ayant les glandes sous maxillaires , sous axillaires et inguinales gorgées , avait une dartre située à l'aile gauche du nez ; les environs de cette dartre étaient couleur de lie de vin. Le suintement produit par cette dartre, formait une croûte , représentant l'écorce du chêne verd ; elle gênait ; on la détruisait facilement par le moindre topique ; mais elle se reformait du matin au soir. Il est arrivé , par l'effet des médicamens que je lui avais administré , que la malade a resté un mois sans aucune espèce de croûte. La cicatrice se formait ; tout me faisait présager une cure certaine , lorsque, quinze jours plus tard , et particulièrement à l'approche des menstrues , les yeux devenaient très-larmoyans ; alors la cicatrice devenait plus rosée , les glandes sous axillaires , sous maxillaires , qui formaient un chapelet , se gonflaient ; le prurit devenait si insupportable, que la malade ne pouvait pas s'empêcher d'y porter ses mains. Cette répétition était plus ou moins continue depuis six ans. Cette dartre avait tellement rongé les bords du trou nasal, que je fus obligé, pour le dilater, de me servir d'un morceau d'éponge préparée. Enfin, je parvins, une seconde fois, par obtenir une cicatrice par l'emploi des bains et du sulfure de potasse liquide, et par quelques pilules drastiques, aidés d'un exutoire que je lui fis appliquer au bras gauche. La malade resta trois semaines sans que la dartre eût reparu; j'aurais désiré qu'elle eût pu prolonger son séjour, encore un mois, pour m'assurer si sa guérison était complète.

VII. Un particulier des environs de *Beaumont*, âgé de trente-deux ans, d'un tempérament bilieux - sanguin, était attaqué d'une dartre furfuracée (*herpes furfuraceus*), qui occupait particulièrement l'extrémité inférieure des avant-bras, et se glissait vers la paulme des mains; elle formait une plaque arrondie sur la partie moyenne de la région sternale. Ce malade était dans l'habitude de venir passer deux mois et demi de la belle saison à *Luchon*; il se trouvait bien soulagé de l'usage des bains. Après qu'il eut pris trente bains, composés de l'eau de la *Grotte*, *de la Reine* et *de la*

Blanche, il se présenta à moi pour me demander mon avis sur son état. Après l'avoir examiné, je lui proposai de faire usage de petit lait, coupé avec trois onces de suc d'herbes, et de boire, dans la journée, quatre à cinq verres d'eau de la *Reine*, coupée avec l'eau d'orge ; je lui conseillai aussi de mettre du sulfure de potasse liquide dans son bain. Quant à ce dernier moyen, il me dit qu'il ne le ferait point, attendu qu'on lui avait toujours dit de ne jamais répercuter cet exanthème, et qu'il croyait très-fort que ce médicament ne lui fût pernicieux. J'eus beau vouloir le convaincre, il se refusa à l'employer. Il continua donc, pendant trois semaines de plus, à prendre les les bains composés avec les eaux des sources seulement. Mais, après avoir vu que les autres malades, dans les bains desquels je faisais mettre du sulfure de potasse, guérissaient, il revint me trouver pour me dire qu'il se livrait entièrement à moi, et de faire ce que je voudrais. Je lui fis ajouter la quantité nécessaire de sulfure de potasse dans son bain, et au bout de dix jours d'usage de ces bains, ce qui faisait vingt en tout (il en prenait deux par jour), toutes les squammes dermoïdes disparurent ; la peau ne resta qu'un peu rouge. Ce malade continua les mêmes bains pendant encore huit jours, époque à laquelle je lui ordonnai une médecine. Il reprit ensuite l'usage des bains naturels des sources, jusqu'à son départ, sans que le moindre bouton eût reparu.

VIII. Une dame de Toulouse, âgée d'environ soixante-cinq ans, d'un tempérament bilieux, était affectée d'une dartre furfuracée arrondie (*herpes furfuraceus circinatus*); cette dartre occupait particulièrement le dessous des aisselles et le derrière des oreilles. La première partie était la plus enflammée; elle le devenait moins, lorsque les régions temporales avaient été irritées par une cause quelconque; cette maladie s'était beaucoup plus augmentée depuis la cessation de ses règles; le picotement et le prurit étaient devenus si incommodes, que la malade ne pouvait reposer ni jour ni nuit. Plusieurs médecins de Toulouse lui avaient donné des soins, et sa maladie n'avait pu être que mitigée. Cette dame était déjà venue deux autres fois à nos *eaux thermales*; leur usage l'avait aidée à supporter ce degré de souffrances et d'inquiétudes, qui quelquefois lui faisaient trouver à charge sa propre existence. Elle se présenta à moi, après avoir déjà pris dix bains, ainsi que de la tisane de *douce-amère*. Après avoir questionné cette malade sur sa manière de vivre et sur le commencement de sa maladie, je lui fis montrer sa langue. Je m'aperçus qu'elle était sabureuse, avec quelques autres symptô- mes. Je crus nécessaire de lui faire prendre une médecine ; deux jours après, je lui prescrivis trois onces de suc de *fumeterre*, avec autant de petit lait bien clarifié ; je fis jeter dans son bain du sulfure de potasse. Au huitième de ces bains, composés ainsi, ses démangeaisons et ses cuisons commencèrent à s'apaiser ; au vingtième, la peau avait repris son état naturel, et la malade jouissait de la meilleure santé. Je lui fis suspen- dre les bains composés. Cette dame continua à se baigner encore une quinzaine de jours, sans qu'elle ressentît le moindre prurit. Lors de son départ, elle emporta, d'après mon avis, quinze bouteilles d'eau de *la Grotte*, avec laquelle je lui conseillai de fomenter les parties qui avaient été affectées du vice herpétique, tant qu'elles dureraient, et de revenir, la saison prochaine, pour consolider sa cure.

IX. J. F. *, du département de la Haute- Garonne, âgé de dix-sept ans, d'une faible constitution, était affecté, depuis cinq ans, d'un vice dartreux aux extrémités abdominales et thorachiques, de nature faveuse. Ce malade était déjà venu faire usage, un an auparavant, de nos eaux thermales, desquelles il avait retiré quelque soulagement. A son arrivée chez lui, le médecin qui avait le soin de le diriger, lui fit prendre une vingtaine de bains composés avec le sulfure de potasse, ainsi que quelques bols de soufre, pris intérieurement, avec une tisane dépurative. Le malade n'en ressentit que très-peu de soulagement, ce qui le décida à revenir prendre les bains sulfureux de Luchon, dont il avait retiré un mieux être. Quinze jours après son arrivée, et après avoir déjà fait usage desdits bains, il me fut présenté. Je vis que ce malade n'éprouvait d'autre soulagement de nos eaux, que celui que pouvait éprouver toute autre personne. L'expérience m'ayant plusieurs fois appris que l'addition du sulfure de potasse liquide, combiné avec les eaux de notre salutaire piscine, avaient la vertu de détruire cette espèce de dartre, lorsqu'elles sont mêlées avec le sulfure de potasse liquide, je la lui prescrivis. Au septième bain, composé comme il est dit, j'eus l'agrément de voir tomber toutes les croûtes; au quinzième bain, le malade ne ressentait que quelque léger prurit. Pendant tout le temps que ce malade fut soumis à ce traitement, je lui fis prendre quatre verres d'eau dite de la *Reine* en boisson, dont deux avant d'entrer dans le bain du matin, et deux, en en sortant. Dans la journée, je lui prescrivis de prendre, pour boisson, une tisane composée avec les

tiges de la *douce-amère* des Pyrénées, édulco-
rée. J'eus l'agrément de voir ce malade pendant
trois semaines, sans qu'il éprouvât aucune in-
commodité. Je pense que, pourvu qu'il continue l'usage des médicamens que je lui prescrivis, avec un bon régime, mais approprié à
son état, je pense, dis-je, que sa cure sera
radicale.

X. Une dame des environs de Toulouse,
âgée de trente-trois ans, d'un tempérament
bilieux, vint réclamer mes soins, dès son arrivée à Luchon, et après avoir pris l'heure chez
M. le médecin, inspecteur des eaux, pour une
dartre squammeuse (*herpes squammosus madidus*), qui occupait la lèvre inférieure et les
gencives de la même machoire. Ces dernières
étaient ulcérées, et laissaient suinter une matière ichoreuse et putride. Après avoir demandé
à la malade la cause de cette infirmité, je lui
prescrivis les bains, composés avec les eaux de
la Reine, de *la Grotte* et de *la Froide*, ainsi
que de se mettre à l'usage du suc d'herbes anti-
scorbutiques, et d'en prendre deux fois par
jour. Dans l'intervalle, j'engageai cette dame
à se laver la bouche avec l'eau de *la Grotte*,
à laquelle je faisais ajouter quelque peu de sulfure de potasse liquide. Après quinze jours que
la malade eût suivi ce traitement, sa lèvre in-

férieure ne suintait plus une humeur aussi acri-
monieuse ; des écailles ne se formaient plus ; la
peau n'avait plus la couleur du carmin ; les
gencives se consolidèrent. Cette dame continua
les gargarismes, les bains et quelques douches
à arrosoir que j'avais ordonnées ; on lui faisait
tomber l'eau sur la lèvre malade. Après un
mois et demi que la malade resta à *Luchon*,
j'eus la satisfaction de la voir partir, tout-à-fait
guérie ; je lui conseillai de revenir la saison
prochaine, ce qu'elle me promit, pour consolider cette heureuse cure.

XI. Un négociant, âgé d'environ quarante
ans, d'un tempérament bilieux-sanguin, fort
marqué de petite vérole, est dans l'usage,
depuis huit à neuf ans, de venir prendre des
bains de nos sources thermales pendant les
belles saisons ; il va passer les hivers à Paris.
Il y a pris quantité de bains de *Tivoli*, composés à l'instar de ceux de *Barèges* ou de *Luchon*, pour une dartre squammeuse lichénoïde
(*herpes squammosus lichenoïdes*). Cette dartre était située à la face, particulièrement à la
région zigomatique gauche, et sur le côté du
nez. J'eus l'honneur de faire connaissance avec
lui, au commencement de la belle saison. Il
me dit, qu'avant d'avoir quitté Paris, il avait
pris une consultation de M. le docteur *Alibert*,

et qu'il voulait s'en tenir là. J'étais bien loin de contrarier l'avis de ce savant et illustre médecin ; je l'engageai, au contraire, à le faire avec toute la précision dont il était capable. Cependant, après deux mois du traitement ordonné, voyant qu'il ne ressentait d'autre soulagement qu'il avait ressenti les années précédentes, de l'usage qu'il avait fait de nos bains, purement et simplement, ainsi que du régime sévère auquel il s'était accoutumé depuis que cette cruelle maladie le tourmentait, je l'engageai alors d'ajouter à ses bains le sulfure de potasse. Il le fit pendant trois semaines : ce moyen lui fit détacher les croûtes lichénoïdes, et pâlir la grande rougeur dont sa figure était enflammée, malgré que le malade allât se fatiguer, pour voir les curiosités que notre fertile vallée produit. Je pense que si ce malade avait pu continuer, pendant deux mois au moins, les bains composés avec le sulfure, il aurait pu être délivré, au moins, des croûtes qui lui rendaient la figure très-désagréable.

XII. Une dame de Toulouse, âgée de trente-huit ans, d'un tempéramment sanguin, se rendit à *Luchon*, pour une dartre pustuleuse-miliaire (*herpes pustulosus miliaris*) qui lui occupait les fesses et la région sacro-lombaire. Cette infirmité consistait dans une infinité de

petits

petits boutons ; ils la tourmentaient par un prurit insupportable. Elle avait déjà fait usage, pendant deux saisons, des bains d'Ussat, desquels la malade n'avait ressenti que des soulagemens momentanés. Comme elle était attaquée de cette cruelle maladie depuis huit ans, je lui demandai si son mari ne lui avait communiqué quelque vice siphilitique. Elle me dit, qu'effectivement son époux, qui avait été militaire, à son retour de l'armée, lui avait communiqué quelques ulcères chancreux, desquels elle avait été parfaitement guérie. D'après ces renseignemens, je lui fis composer deux bouteilles de rob dépuratif avec addition de muriate suroxigéné de mercure ; j'y joignis l'usage des bains de nos eaux thermales, composés avec du sulfure de potasse liquide. Trois semaines après, cette malade s'est tout-à-fait délivrée du suintement que les boutons exhalaient, du prurit insupportable, ainsi que des boutons miliaires. Cette dame a continué à prendre une trentaine de bains, sans qu'aucun des symptômes déjà cités, ait reparu. Pendant tout le temps que la consultante fit usage des bains composés avec le sulfure de potasse, j'avais le soin d'en faire mêler un peu avec de l'eau de *la Grotte*. Cette préparation servait pour fomenter les parties malades du corps de cette dame.

3

XIII. Une jeune dame de Toulouse, d'un tempérament flegmatique et d'une figure sans énergie, était attaquée d'une dartre furfuracée (*herpes furfuraceus*) qui lui occupait toute la face. Elle me dit aussi, avoir, par complication de maux, le lait répandu, ce qui lui occasionnait souvent des engorgemens des glandes parotides et jugulaires ; cela la gênait beaucoup. Lorsqu'elle avait ces engorgemens, la peau de sa face devenait luisante ; et aussitôt que cette humeur disparaissait, ce qui arrivait ordinairement à la cessation des menstrues, tout le système dermoïde de la figure tombait en petites écailles farineuses, et le prurit devenait insupportable. Quelques médecins de Toulouse, avaient mis en usage, mais inutilement (à ce que cette malade me dit), tout ce que l'art indique pour cette affection ; enfin ils l'ont envoyée à *Luchon*. Après qu'elle eût pris six bains, il se manifesta un embarras gastrique, pour lequel je lui fis suspendre les bains. Je lui prescrivis deux grains tartrite antimonié ; deux jours après, la malade prit une potion purgative ordinaire ; le troisième, elle reprit l'usage des bains. Je lui fis ajouter le sulfure de potasse liquide, et l'engageai à boire six verres d'eau de *la Reine*, dont trois avant d'entrer dans son bain, et trois en en sortant. Enfin, après le trentième bain,

M.me de ** se trouva pafaitement guérie. Je l'engageai à continuer l'usage des bains simples, jusqu'à ce que ses règles eussent reparu. Elles revinrent, sans le moindre renouvellement de la maladie : cela m'a fait augurer que sa maladie sera parfaitement guérie. Je lui conseillai d'emporter une vingtaine de bouteilles d'eau de *la Grotte*, et d'en boire une demi-bouteille par jour.

XIV. Un M.r du Périgord, âgé de trent-neuf ans, d'un tempérament bilieux - sanguin, portait une dartre squammeuse humide (*herpes squammosus madidus*), située au périné et aux environ de l'anus, qui lui occasionnait un prurit insupportable, malgré toutes les défenses que je lui faisais, et l'envie de guérir, afin de se rendre auprès de sa famille et d'une place importante qu'il craignaît de perdre, il ne pouvait s'empêcher de se gratter, même en dormant. Ce M.r, l'année avant, était allé faire usage des bains des eaux minérales d'Ussat ; il en avait éprouvé un soulagement momentané. Vers le commencement de la saison de l'an 1816, le malade se rendit, d'après l'avis de son médecin, aux eaux de *Bagnères-de-Bégorre* ; il y prit trente bains et vingt prises de petit lait. Voyant qu'il ne ressentait aucun avantage de ces bains, il alla consulter un médecin de la ville. Ce

docteur eut la franchise de lui dire que l'emploi
de ces bains ne pouvait lui convenir ; que, pour
son affection , ceux de *Luchon* lui seraient plus
utiles. Ce malade y vint au commencement du
mois d'août, bien fâché d'avoir perdu ainsi un
temps si précieux pour sa guérison. Il se présenta à moi, pour me demander l'eau de quelles
sources pouvait le mieux lui convenir pour sa
dartre. Je lui dis de prendre l'eau de *la Grotte* ;
celle de *la Reine* et de *la Blanche*, dans la
composition de ses bains. Après qu'il en eût
pris dix mélangés ainsi, il se manifesta un léger
embarras gastrique ; il fut combattu par une
tisane délayante et une potion purgative. Le
lendemain de la médecine, ce malade reprit
les bains deux fois par jour, et le suc d'herbes.
Ce particulier avait pris vingt bains, sans en
éprouver le moindre soulagement de son prurit
insupportable. Je lui conseillai alors de laisser
introduire dans son bain une quantité nécessaire de sulfure de potasse liquide ; d'en garder
un peu pour mêler avec l'eau de *la Grotte*, et,
pour s'en fomenter la partie malade. Au troisième bain, le malade commença à se sentir
soulagé; au trentième, il fut tout-à-fait guéri.
Le 26 décembre 1816, j'ai reçu une de ses
lettres, qui m'annonce que sa guérison est radicale.

XV. Une dame des Landes, âgée de 65 ans, d'un tempérament bilieux, vint me demander mon avis pour une affection dartreuse, qui lui occupait toute la périphérie du corps, mais particulièrement la figure et les paulmes des mains. Cette éruption s'était considérablement aggravée depuis la cessation des menstrues; elle avait eu lieu à l'âge de cinquante ans. Depuis dix ans, cette dame n'allait à la garde robe, qu'au moyen d'un et quelquefois de deux lavemens. Comme sa constitution était frêle et délicate, je lui prescrivis de ne laisser mettre dans son bain, que de l'eau de la source dite *la Blanche* et de *la Reine*. Après que la malade eût pris une douzaine de bains, et autant de prises de petit lait, cette dame se sentit si échauffée, que je jugeai convenable de la faire passer aux bains de M. *Ferras*, qui contiennent, en moindre quantité, les principes minéraux. Elle en prit quinze, et les supportait mieux; mais comme l'affection dartreuse n'avait pas cédé à tous ces bains, je lui conseillai de repasser aux premiers, et lui fis ajouter une certaine quantité de sulfure de potasse par bain; douze bains, ainsi composés, suffirent pour faire disparaître la dartre, qui tenait de la squammeuse et de la pustuleuse disséminée (*herpes pustulosus disseminatus*). Il ne restait à la figure qu'une rougeur amarante : je lui fis suspendre les bains composés, et continuer les bains minéraux. Comme l'excrétion des excrémens n'avait lieu que très-difficilement après la disparition totale de l'exanthême, je mis cette malade à l'usage de deux prises de petit lait, par jour, avec un potage aux herbes. Cette dame a pu rejoindre ses foyers en bonne santé.

XVI. La fille de la dame, citée à la quinzième observation, âgée de vingt ans, d'un tempérament sanguin, forte et bien constituée, vint me consulter pour une dartre pustuleuse miliaire (*herpes pustulosus miliaris*), qui lui occupait la face ; sa figure était d'un rouge amarante. Cette malade était sujette, outre cette maladie, à une migraine qui l'attaquait presque tous les huit jours. Les remèdes employés dans pareille circonstance, n'avaient pu la guérir ; le sommeil seul la soulageait. Je lui prescrivis de prendre les bains, composés avec l'eau de *la Blanche* et de *la Froide*, ce qui les rendait très-tempérés. Je la mis à l'usage, chaque matin avant son bain, de six onces de suc d'herbes ; sa boisson ordinaire était de l'eau de *la Reine*, coupée avec de l'eau d'orge. Après dix jours de ce traitement, la malade commença à se sentir soulagée du grand feu qu'elle ressentait à sa figure, et les boutons commen-

çaient à se dessécher ; mais la migraine reparut
avec les symptômes d'un embarras gastrique ;
je les dissipai par un minoratif. Cette demoiselle
continua à prendre les mêmes bains pendant
cinq jours, époque à laquelle je l'engageai à
faire ajouter à son bain de l'eau de *la Grotte*, et
de se laver la figure avec de la même eau, mêlée
avec du sulfure de potasse liquide. Ce moyen
suffit pour consolider sa guérison dartreuse ; la
migraine lui vint seulement une seconde fois,
dans l'espace de deux mois que la malade resta
à *Luchon*, avec un caractère bien plus bénin.
Il y a tout lieu de croire qu'elle en est tout-à-fait
guérie.

XVII. Un gendarme, du département de la
Haute-Garonne, d'une très-forte constitution,
et d'un tempérament sanguin, arriva à *Luchon*,
pour y guérir d'une dartre furfuracée, presque
arrondie (*herpes furfuraceus circinatus*),
qu'il portait à l'avant-bras droit, depuis trois
ans ; elle était devenue si douloureuse, que le
malade ne reposait ni jour ni nuit ; il se présenta à moi pour lui donner mes conseils. Après
l'avoir interrogé sur le principe de son infirmité, il convint qu'il avait contracté dans le
temps un vice siphilitique, qu'il avait été obligé
de se traiter en faisant son service en campagne,
de le suspendre même, pour des marches for-

cées. A la vérité, depuis la paix, il avait continué à se traiter, et qu'il croyait être guéri.
Malgré cette affirmative, je le mis à l'usage
d'une tisane composée avec la racine de *sapo-*
naire et des tiges de *douce-amère*. Je lui fis
préparer deux bouteilles d'un rob dépuratif,
avec addition de dix grains de muriate suroxigéné de mercure ; je lui en faisais boire
deux fois par jour : il se baignait dans l'eau de
la *Grotte*, de la *Reine*, et une quantité suffisante de la froide. Après avoir bu la première
bouteille du rob, et pris seize bains, les douleurs du malade commencèrent à se calmer ;
mais les croûtes de la dartre ne s'étant point
détachées, je lui fis appliquer, en fomentation,
un mélange de sulfure de potasse avec de l'eau
de la *Grotte*. Après dix jours de ce procédé,
les croûtes tombèrent ; les démengeaisons disparurent ; le bras se désenfla : le malade continua ce traitement pendant un mois qu'il resta
à *Luchon*; il en partit parfaitement guéri.

XVIII. Un officier, de la garnison de *Tou-*
louse, âgé de trente-deux ans, d'un tempérament bilieux - sanguin, très-fort, se rendit à
Luchon, pour y faire usage des bains, et se
guérir d'une dartre crustacée (*herpes crusta-*
ceus flavescens), qu'il portait à sa figure ;
elle lui était survenue tout-à-coup, à ce qu'il

me dit, à la suite d'un excès de colère. Il fit usage des bains que lui indiqua un médecin étranger, pendant quinze jours, sans que cet officier éprouvât d'autre soulagement que celui qu'il eût éprouvé s'il avait lavé sa figure avec de l'eau chaude. Il lui fut ordonné d'ajouter du sulfure de potasse liquide ; après le quatrième bain composé, les croûtes de sa dartre se détachèrent peu-à-peu, et les douleurs que ce malade ressentait furent beaucoup moindres. pendant tout le temps que cet officier usait des bains, il buvait une prise de sucs d'herbes dépuratives. Après que les croûtes de sa figure furent détachées, il prit une médecine commune ; il continua à prendre des bains composés tant que sa figure fut de couleur ponceau : cet officier resta un mois à *Luchon* ; après que la rougeur de la face fut disparue, il néprouva pas la moindre récidive ; il partit pour aller reprendre ses fonctions.

XIX. Une dame, des environs de *Toulouse*, âgée de soixante-huit ans, d'un tempérament bilieux-sanguin, était dans l'usage de venir, depuis quatre à cinq ans, à *Luchon*, pour y prendre les bains pour une dartre miliaire, (*herpes miliaris*), qui occupait toute la périphérie du corps, à l'exeption de la face ; elle avait tout le système lymphatique dans un état pathologique , particulièrement les glandes sous axillaires , inguinales , mesentériques ; ces boutons miliaires excitaient une démangeaison si forte , que la malade ne pouvait s'empêcher de se gratter. Ces boutons laissaient alors exuder du sang ; la cuisson devenait si insupportable , particulièrement pendant la nuit , que cette dame , malgré les meilleurs calmans, ne pouvait reposer. Cette malade vint me demander des conseils sur sa maladie ; elle avait déjà pris quinze bains : je la mis à l'usage d'une tisane composée avec les tiges de *douce-amère* des Pyrénées et la racine de *patience* ; elle prenait tous les matins une prise de petit lait, coupé avec le suc de *fumeterre.* Six jours après ce traitement , il se manifesta un embarras gastrique, que je dissipai à l'aide d'un minoratif ; mais voyant que les démangeaisons étaient toujours aussi cruelles , j'engageai cette dame à laisser ajouter à son bain du sulfure de potasse liquide. Douze bains, composés ainsi , suffirent pour calmer le prurit insupportable, et les cuissons que la malade ressentait. M.me de ★★★★ continua , pendant un mois, les mêmes moyens , époque à laquelle la maladie dartreuse eut tout-à-fait disparu. Elle resta encore deux mois de plus à *Luchon* , ce qui fait trois et demi, sans qu'elle ressentît aucun prurit ; pourtant, les

glandes du système lymphatique avaient à peine
diminué : je conseillai à cette dame de se faire
appliquer un vésicatoire à la jambe, et de le
réduire en cautère, si la destruction des boutons lui occasionnait le moindre dérangement.
Cette maladie s'était manifestée ainsi depuis la
cessation des menstrues ; des chagrins domestiques avaient aussi contribué à son dévelope-
ment. Nous présumons, sur quelque fondement,
que cette dame est entièrement guérie.

XX. Un jeune homme, âgé de vingt ans,
natif de *Bagnères - de - Luchon*, était affecté,
depuis quatre ans, d'une dartre érythémoïde ;
sa peau était d'un rouge amaranthe, mêlé de
quelques teintes, légèrement violacées; on voyait
au tour de ces plaques, la peau parfaitement
saine. Cette dartre était située sur le métacarpe
de la main droite. On avait épuisé contre cette
maladie les ressources de l'art; il avait même
suspendu ses études pour pouvoir prendre plus
à son aise autant de bains, comme il con-
viendrait pour sa guérison ; il en avait pris
pendant trois belles saisons consécutives, sans
qu'il eût pu se défaire de sa dartre. Il vint me
trouver vers la fin du mois de décembre 1816
(1); je lui conseillai l'usage de nos bains, et

_____

(1) Voyez la *note* mise au bas de notre première
observation.

d'emporter chez lui une bouteille de l'eau de la *Grotte*, à laquelle je fis ajouter une quantité suffisante de sulfure de potasse liquide, pour en fomenter le dos de sa main, trois ou quatre fois par jour, outre les bains que le malade prenait tous les matins. J'ai eu l'agrément, le 20 février 1817, de le voir parfaitement guéri : le tempérament de ce jeune-homme est bilieux-sanguin.

XXI. Une jeune fille, âgée d'environ treize ans, d'un tempérament sanguin, du canton de *Luchon*, vint me consulter pour une dartre squammeuse humide (*herpes squammosus madidus*), située à la lèvre inférieure ; sa couleur ressemblait à celle du carmin, la peau était gercée en différens endroits ; elle laissait découler une matière rosacée, et produisait un prurit insupportable : les glandes sous maxillaires étaient très-gorgées ; le teint était pâle, la langue saburreuse. Je lui fis administrer une potion purgative ; un jour après, cette fille prit un bain, composé avec de l'eau de la *Grotte* et de la *Blanche* ; elle continua l'usage des bains : je fis ajouter à ses bains le sulfure de potasse liquide ; j'y joignis quelques frictions sur les glandes, avec un liniment ammoniacal. Le 24 février 1817, cette petite s'est trouvée parfaitement guérie. Je conseillai à sa mère, qui l'avait accompagnée aux bains, d'emporter quelques bouteilles d'eau de la *Grotte*, avec une certaine quantité de sulfure de potasse, pour en fomenter la lèvre, afin de prévenir une récidive.

———————————

P. S. LA rédaction de cette série d'observations était terminée, lorsqu'une circonstance heureuse m'a procuré la connaissance d'un manuscrit de feu *Campardon*, chirurgien-major des eaux et de l'hôpital civil de *Bagnères-de-Luchon*. Ce chirurgien administra les *eaux thermales* de Luchon pendant plus de trente ans ; il en obtint des succès remarquables. Le manuscrit est olographe ; il a deux cent onze pages, il contient deux cent cinquante-quatre observations, terminées en avril 1764. Au lieu d'en extraire quelques-unes, j'ai pensé qu'il était plus avantageux de relater les titres des articles, dans lesquels *Campardon* a rapporté les salutaires effets des eaux de *Luchon*.

Article premier. De l'efficacité des eaux de Luchon, contre les dartres et autres maladies de la peau.

Article second. De l'utilité des eaux de Luchon, contre les roideurs des tendons et des ligamens, à la suite des luxations et des fractures.

Article troisième. De l'utilité des eaux de Luchon, pour assouplir les tendons et les liga-mens roidis par des congestions lymphatiques ; pour résoudre l'épaississement de la synovie, et fondre les fausses anchiloses.

Article quatrième. De l'utilité des eaux de Luchon, pour rémédier aux suites des plaies d'armes à feu, et autres.

Article cinquième. De l'utilité des eaux de Luchon, pour la guérison des ulcéres, tant simples que compliqués, de fistule et de carie.

Article sixième. De l'utilité des eaux de Luchon, dans le traitement des tumeurs froides (les *écrouelles*), et des ulcéres scrophuleux.

Article septième. De l'efficacité des eaux de Luchon, contre les congestions lymphatiques, et les tumeurs squirreuses.

Article huitième. De l'utilité des eaux de Luchon, contre les tumeurs flatueuses et venteuses.

Article neuvième. De l'efficacité des eaux

de *Luchon*, contre les obstructions du *foie*, de la *rate*, et autres viscères.

Article dixième. De l'utilité des eaux de Luchon, contre la surabondance et le régorgement des humeurs bilieuses.

Article onzième. De l'efficacité des eaux de Luchon, contre plusieurs maladies de l'estomac, et surtout, contre les digestions lentes, difficiles et venteuses.

Article douzième. De l'utilité des eaux de Luchon, contre la toux, l'asthme, la phtisie et autres maladies de la poitrine.

Article treizième. De l'efficacité des eaux de Luchon, contre les affections néphrétiques, et autres maladies des voies urinaires.

Article quatorzième. De l'utilité des eaux de Luchon, contre les affections hémorhoïdales.

Article quinzième. Des succès des eaux de Luchon, contre la suppression des *règles*, la difficulté de l'écoulement menstruel et les pâles couleurs.

Article seizième. De l'efficacité des eaux de Luchon, contre les fleurs blanches (*leu corhée* des femmes ou filles), et les écoulemens qui succèdent aux gonorhées ; et contre l'atonie de plusieurs autres organes qui servent aux excrétions.

Article dix-septième. De l'utilité des eaux de

Luchon, contre les affections spasmodiques, appelées vulgairement, vapeurs hystériques, ou *mal de la mère* (la *méro*).

Article dix-huitième. De l'efficacité des eaux de *Luchon*, contre les affections hypocondriaques (la *mélancolie*), et autres maladies spasmodiques.

Article dix-neuvième. Des succès des eaux de *Luchon*, contre les affections paralitiques.

Article vingtième. De l'efficacité des eaux de *Luchon*, contre la débilité des articulations, la *claudication* accidentelle, et autres infirmités.

Article vingt-unième. De l'utilité des eaux de *Luchon*, contre les fourmillemens et tremblemens convulsifs ; comme l'obstipicité (*obstipum caput* (1)), le *trismus* (tic douloureux de la face.)

Article vingt-deuxième. De l'efficacité des eaux de *Luchon*, contre les douleurs de sciatique.

Article vingt-troisième. Des succès des eaux de *Luchon*, contre les rhumatismes.

---

(1) Cette infirmité est heureusement rare. Nous avons vu pourtant, à *Toulouse*, un homme et une mendiante, affectés de cette maladie chronique. Voyez Georg. Frid. *Jœgeri*, caput obstipum, affectus rarior in *libris* et *praxi*. Tubingæ, 1737, in-4.º

Article vingt-quatrième. De l'utilité des eaux de *Luchon*, contre les rhumatismes goutteux.

Article vingt-cinquième. De l'efficacité des eaux de *Luchon*, contre les maladies des paupières et des yeux.

Article vingt-sixième. Des succès des eaux de *Luchon*, contre la *surdité*, la dureté d'ouïe, les bourdonemens d'oreille, et autres maladies de cet organe.

MÉMOIRE

*Sur les Bains de vapeur d'*hydrogène sulfuré.

Les bains de vapeur d'hydrogène sulfuré, ou des sources thermales, étaient connus des anciens. Néron, empereur des Romains, en avait fait un dans son palais de l'*Isle-de-Bain*, aux environs de Naples. Il existe une étuve, ou bain de vapeur, dans la piscine de *Bagnères*; il a produit des cures merveilleuses dans les maladies de la peau, ainsi que pour les douleurs rhumatismales chroniques, ostéocopes, anciennes; contre la surdité, le *prurigo*, et autres affections non moins graves. Voici le rapport fait par l'illustre *Bayen*, sur la source appelée *la Grotte*, qui contient du gaz hydrogène sulfuré, et donne la chaleur à l'étuve. « J'ai » plongé, dit ce chimiste, dans cette source, » un thermomètre de *Réaumur*; je l'y ai laissé » des heures entières, et à plusieurs reprises : » la liqueur s'y est constamment fixée à cin-» quante-deux degrés ». Je l'ai trouvée moi-

même, plusieurs fois, à cette température. Le
même auteur dit encore : « Il ne m'a pas été
» possible de rester, dans cette *Grotte* ou
» étuve, au-delà de sept à huit minutes ; on y
» est dans un milieu chaud et humide, d'en-
» viron trente-trois degrés ; on y éprouve
» bientôt une sueur extraordinaire, et un
» malaise insupportable, quoique les vapeurs
» qui s'élèvent de la source, ne soient pas
» malfaisantes ». J'ai vu plusieurs malades y
rester quinze minutes et plus ; mais on avait
pris la précaution d'en laisser la porte ouverte,
ce qui, nécessairement, enlève à l'eau du
bassin qui sert à donner les bains, du gaz
hydrogène sulfuré, qui s'échappe par la porte
entr'ouverte. Je remédierai à cet inconvénient
par un nouveau moyen, qui est celui de cons-
truire une *étuve*, aussi grande que le permettra
le réservoir destiné à recevoir l'eau de *la Grotte*,
ou de faire raccommoder celui qui existe, de
bien le cimenter et fermer hermétiquement,
pour qu'aucune parcelle de *gaz* ne puisse se
perdre. On placera autant de tuyaux en
ferblanc, que l'on désirera y placer des chaises,
comme celles que j'ai eu occasion de voir en
Italie et en Espagne, desquelles le siége est en
bois et pertuisé. De cette manière, les malades
pourront s'y asseoir, et recevoir le gaz hydro-

gène sulfuré , et les autres ingrédiens qui s'é-
chappent de l'eau de *la Grotte* ; pour cela., il
sera fait de petits trous qui correspondront à
ceux de la chaise où le malade sera assis. Les
tuyaux qui doivent s'adapter au masque dont
la figure sera couverte , seront composés d'un
cuir élastique , qui aura une articulation en
artrodie ; elle permettra les mouvemens de la
tête en tout sens. A chacun de ces tuyaux ,
s'adaptera un masque en cuir bouilli , ou de
toute autre matière très-propre. Chaque malade
sera obligé de s'en procurer un , pour qu'il ne
soit point obligé de mettre sa figure en contact
avec celui d'un autre. Par ce moyen , les malades auront la respiration , avec l'air oxigène et
naturel , et pourront prendre ces *bains de va-*
peur, autant de temps que leurs forces et le
caractère de leurs infirmités le leur permettront ;
par ces moyens , ainsi que par les bains composés avec le sulfure de potasse liquide , nous
aurons trouvé l'antidote pour toutes les maladies de la peau , comme le *quinquina* l'est pour
les fièvres d'accès.

Le procédé que j'ai proposé, aura un double
avantage sur celui renouvelé par M. *Galès.*
Tout le monde connaît les accidens que le gaz
acide sulfurique , qui se dégage de la combustion des fleurs de soufre , peut produire sur les

personnes qui se trouvent exposées à le respirer. La vapeur qui remplit la boîte ou baignoire (proposée par le docteur *Galés*), se trouve de cette nature. La moindre négligence ou inadvertence, pendant son emploi, peut faire des victimes.

Je pense que le public sera convaincu de la vérité de ce que j'avance. Il verra, à ne pas en douter, que les propriétés des *eaux thermales de Luchon*, secondées par l'art, sont supérieures à toutes les découvertes que l'espèce humaine peut faire dans l'art de guérir.

Si les eaux de *Luchon* n'ont point réussi dans tous les cas, c'est que les malades, auxquels cela est arrivé, n'ont point voulu se soumettre assez long-temps à leur usage, ni aux médicamens auxiliaires que leurs infirmités nécessitaient pendant l'emploi de nos eaux. Je dois me récrier contre quelques médecins et chirurgiens qui, envoyant leurs malades à nos eaux, leur défendent de prendre aucun médicament, pendant tout le temps qu'ils doivent faire usage de ces eaux, avis, qui s'accorde très-bien avec le désir de la plus grande partie des malades. Je répondrai à MM. mes collègues avec franchise; je prouverai leur tort, en leur disant, s'ils peuvent trouver jamais un temps plus propice à l'administration des médicamens, que celui où

les personnes sont à *Luchon*; là, éloignées de
toutes leurs occupations journalières, loin des
chagrins domestiques, auxquels presque toutes
sont sujettes, et particulièrement les malades
affectés du vice dartreux; ceux-ci sont si in-
quiets, qu'ils sont, quelquefois, à charge à eux-
mêmes. Un bon régime, l'air vif et pur qu'ils
respirent, les promenades dans nos fertiles
vallées, le grand nombre de troupeaux qui
couvrent nos belles montagnes; tout concourt,
dans ces lieux, à détruire la *mélancolie*, com-
pagne ordinaire de ces cruelles maladies : à leur
disparition, succèdent la santé la plus pure et
l'amour de la vie.

Toulouse, 12 *avril* 1817.

www.ingramcontent.com/pod-product-compliance
Lightning Source LLC
Chambersburg PA
CBHW050545210326
41520CB00012B/2728